# OPTIQUE OCULAIRE

## MYOPIE, PRESBYTIE, AMBLYOPIE, LUNETTES

PAR

# LE D<sup>R</sup> DEFER

MÉDECIN DES HÔPITAUX CIVILS DE METZ, MEMBRE DU JURY DE MÉDECINE
DU DÉPARTEMENT DE LA MOSELLE

## METZ

TYPOGRAPHIE DE GANGEL, PLACE SAINT-LOUIS, 8.

1853

L'ophthalmologie est généralement peu cultivée en France, parce
que l'étude de cette branche importante de l'art de guérir n'y est
point encouragée; c'est ce qui explique que la thérapeutique oculaire est tombée aux mains du charlatanisme. Il n'en est pas de
même en Allemagne, en Belgique et en Italie, où l'importance de
cette étude est mieux appréciée; aussi existe-t-il dans ces différents
pays des dispensaires pour le traitement des maladies des yeux.
Cet abaissement, tacitement consenti, du niveau de l'ophthalmologie m'a toujours péniblement affecté, aussi n'ai-je pas cessé un
instant de faire tous mes efforts pour la soustraire à une semblable
profanation et la faire rentrer dans le domaine de la médecine.
Abandonné à mes seules forces, il m'était difficile d'atteindre le but
que je m'étais proposé; cependant les résultats heureux que j'ob-
tiens depuis quinze ans, soit dans nos hôpitaux, soit dans ma pratique particulière, ont fini par éveiller l'attention du pays messin,
aussi ai-je l'espérance de voir bientôt se fonder à Metz un dispensaire
ophthalmologique où pourront être dorénavant traités les malades

qu'une confiance quelconque conduit à l'étranger ou chez des oculistes de passage, qui, la plupart, n'ont pour titre à la faveur du public que les annonces pompeuses sous lesquelles ils cachent une profonde ignorance en oculistique.

Malgré les connaissances que j'ai pu acquérir sur cette branche de la médecine, malgré les faits nombreux que m'a fournis ma position de médecin des hôpitaux et les encouragements du succès, j'ai été néanmoins puiser à d'autres sources un enseignement que l'on chercherait en vain dans les traités des maladies des yeux; j'ai visité les cliniques ophthalmologiques de la France, de la Belgique, de Londres, de l'Allemagne et de l'Italie, et j'y ai recueilli de précieuses observations que ma sphère d'action ne m'avait pas permis de faire. Après avoir amassé dans le silence le plus complet un cadre imposant de faits cliniques et avoir pratiqué avec bonheur un grand nombre d'opérations, je me crois suffisamment autorisé à aborder l'étude des maladies des yeux, de celles surtout qui se présentent le plus fréquemment dans l'exercice de la médecine. Je m'occuperai d'abord de la myopie, de la presbytie et de l'amblyopie; et dans un prochain travail je traiterai de la cataracte, qui est généralement regardée comme une des affections les plus importantes de la pathologie oculaire.

# OPTIQUE OCULAIRE.

## MYOPIE, PRESBYTIE, AMBLYOPIE, LUNETTES.

Si, quand on lit les ouvrages qui traitent des maladies des yeux, on est frappé à juste titre de la brièveté des articles consacrés à la myopie et à la presbytie, on ne l'est pas moins du peu de soin avec lequel cette partie importante de l'oculistique est traitée, et du caractère d'empirisme d'une foule de prescriptions souvent contradictoires faites cependant par des auteurs dont le nom et la position semblent devoir commander la confiance. On ne peut non plus s'empêcher de remarquer combien ces auteurs paraissent ignorer l'optique, et en particulier, l'optique oculaire. Sans doute, ils ont négligé d'étudier sérieusement ces infirmités généralement légères, dont le soin est ordinairement confié aux opticiens, pour porter leur attention sur les affections plus graves de l'organe de la vision.

J'ai pensé que la fréquence de ces infirmités, les dangers d'en confier le soin à un empirisme aveugle, les accidents graves qui résultent souvent de l'abus ou de l'emploi intempestif des lunettes, méritaient une étude approfondie de cette question. J'ai donc essayé de donner la théorie pour bases à la pratique de l'opticien, en partant des connaissances actuelles sur l'optique oculaire et sur la physiologie de l'œil. *

Je m'occuperai d'abord sommairement des fonctions optiques des verres lenticulaires et de l'œil, puis j'indiquerai les moyens de corriger la myopie et la presbytie à l'aide de lunettes, et les diverses conditions auxquelles elles doivent satisfaire pour aider la vision, sans ex-

---

* J'ai mis à contribution, pour ce travail, la complaisance de MM. Schiavetti et Bellieni, opticiens à Metz, qui ont bien voulu me faire connaître les résultats de leur longue et intelligente expérience. Je leur en témoigne ici tous mes remerciments.

poser l'œil à des dangers dont généralement on ne se préoccupe pas assez. Enfin je ferai connaître les précautions minutieuses qu'exige l'emploi des moyens hygiéniques qui, avec ou sans l'aide de lunettes, permettent parfois d'éviter, de combattre et même de détruire l'affaiblissement ou le trouble de la vue.

## § I. Fonctions des verres lenticulaires.

1. La théorie géométrique de la réfraction prouve que si des rayons, émanés d'un point lumineux, rencontrent un milieu solide transparent, tel que du verre, terminé par une surface sphérique peu étendue par rapport au rayon de la sphère, et dont l'axe passe dans le voisinage de ce point, ces rayons sont réfractés de telle sorte qu'ils concourent encore à peu près en un point unique. Lorsque la surface est convexe, le point de concours est *réel* et placé en arrière de la surface, ou *virtuel*, c'est-à-dire placé en avant d'elle, suivant la distance comprise entre la surface et le point lumineux. Mais, dans les deux cas, de *divergents* qu'ils étaient en partant du point, ils ont été rendus moins *divergents*, soit même *convergents*. Lorsque la surface est concave, le point de concours est toujours *virtuel*, c'est-à-dire qu'il est situé en avant de la surface, ou qu'il n'existe que pour les prolongements des rayons; alors les rayons qui divergent du point ont été rendus plus divergents par leur passage à travers la surface.

Ces principes servent à expliquer le jeu de la lumière qui traverse les verres de forme lenticulaire.

2. On distingue ces verres, suivant la nature des surfaces qui les terminent, en *biconvexes*, *biconcaves*, *plan-convexes*, *plan-concaves*, et *ménisques* ou *convexes-concaves*. Ces diverses sortes de verres se divisent en deux classes distinctes : 1° les *verres convergents*, qui comprennent les biconvexes, les plan-convexes et les ménisques dans lesquels la convexité l'emporte sur la concavité, en un mot, tous les verres qui sont plus épais au centre qu'à la circonférence ; 2° les *verres divergents*, qui comprennent les biconcaves, les plan-concaves et les ménisques dans lesquels la concavité l'emporte sur la convexité, en un mot, tous les verres qui sont plus épais à la circonférence qu'au centre.

3. Pour tous les verres convergents, les rayons lumineux qui divergent d'un point situé dans le voisinage de l'axe du verre, sont rendus ordinairement convergents en un point que l'on appelle le *foyer conjugué* du point lumineux. Lorsque ce dernier s'éloigne du verre, son foyer conjugué s'en rapproche jusqu'à une certaine limite

qui correspond aux rayons parallèles, émanés d'un point infiniment éloigné, comme une étoile. Cette distance limite se nomme la *distance focale principale* du verre, ou quelquefois seulement son *foyer*, et elle sert à caractériser sa force optique indépendamment de la nature des surfaces par lesquelles il est terminé. Lorsque le point lumineux est éloigné du verre d'une quantité moindre que la distance focale principale, les rayons qui en émanent sont seulement rendus moins divergents, c'est-à-dire qu'ils semblent partir d'un point plus éloigné, et son foyer conjugué, alors virtuel, se rapproche du verre en même temps que le point lumineux.

4. Les effets des verres divergents sont inverses. Ainsi, lorsque des rayons lumineux divergent d'un point, leur passage à travers le verre les rend plus divergents encore, de sorte que les rayons transmis semblent partir d'un point situé en avant et plus près du verre. Ce point de concours, virtuel et non réel, marche dans le même sens que le point lumineux; et, lorsque celui-ci s'éloigne de plus en plus jusqu'à l'infini, la distance du foyer au verre converge vers une limite, qui est la distance focale principale de la lentille, et qui sert à la caractériser. *

5. Les verres concaves et convexes de même foyer sont tels que leurs effets se neutralisent, c'est-à-dire que, lorsqu'ils sont mis en contact l'un avec l'autre, ils ne produisent, sur les rayons lumineux transmis, que des effets de convergence ou de divergence insensibles.

6. Tous les points d'un objet éclairé peuvent être considérés comme des points lumineux. Les rayons envoyés par chacun d'eux à un verre convergent donnent lieu, par leur concours, à des images de ces points, images qui, par leur ensemble, donnent au foyer du verre une représentation de l'objet. Si l'on place en ce foyer un écran blanc ou un verre dépoli, on voit cette image comme si elle était peinte sur un tableau. Tel est le principe de la chambre obscure. Si l'on déplace un peu l'écran en avant ou en arrière du foyer, l'image devient trouble, parce que tous les faisceaux lumineux coniques, qui doivent donner lieu à l'image de chaque point, sont coupés par le tableau, soit avant, soit après le concours de tous leurs rayons, c'est-à-dire suivant un cercle que l'on nomme *cercle de diffusion;* et ces cercles empiétant les uns sur les autres, les contours de l'objet manquent de netteté.

---

* En France les verres convergents ou divergents, destinés aux bésicles, portent des numéros qui varient graduellement de 120 à 1. Ces numéros expriment en pouces la longueur de la distance focale principale. Plus le numéro est faible, plus le foyer du verre est court, plus celui-ci est puissant. La *force des verres* est donc en raison inverse de leurs numéros.

## § II. Fonctions optiques de l'œil.

7. L'œil est précisément une chambre obscure. Les pinceaux coniques de rayons lumineux, qui partent des points des objets et qui ont pour base la pupille, sont rendus convergents par leur passage, d'abord à travers la cornée transparente, puis à travers le cristallin. La rétine est le tableau sur lequel les pinceaux lumineux doivent, par leur concours, peindre les images des objets extérieurs, images dont la sensation est transmise au cerveau par l'intermédiaire du nerf optique.

8. Si l'œil fonctionnait comme un appareil dioptrique solide, cette image et par suite la vision ne serait nette, qu'à la condition de placer l'objet que l'on regarde à une certaine distance, constante pour le même individu. Mais des actions musculaires, encore peu définies quoique indubitables, permettent à l'œil de modifier, soit la forme, soit la densité, soit les positions respectives de ses diverses parties, de manière à amener sur la rétine les images nettes d'objets situés à des distances de l'œil variant entre certaines limites. Cette *faculté d'accommodation* est très-variable suivant les individus : quelques-uns l'ont très-développée ; chez d'autres elle est presque nulle. Mais, parmi toutes ces distances, il en est une, une seule pour laquelle l'image se forme sur la rétine indépendamment des actions musculaires de l'œil : celle-là est proprement la *distance de la vue distincte ;* c'est à cette distance que l'on place habituellement les objets que l'on veut voir nettement sans fatigue.

9. Pour la lecture, l'écriture et beaucoup de travaux manuels, 30, 35 à 40 centimètres sont les distances les plus commodes de l'objet à l'œil : soit parce qu'à cette distance la vision se fait sans une trop grande inclinaison de la tête ou du corps, inclinaison toujours fatiguante ; soit parce que la vue occupe un plus grand champ, et la vision peut s'exercer dans une étendue latérale assez grande par le seul mouvement de l'œil dans son orbite, sans mouvement de rotation de la tête.

Les yeux pour lesquels la distance de la vue distincte est plus courte que les limites que je viens de fixer sont dits *myopes ;* ceux pour lesquels cette distance est plus grande sont appelés *presbytes.*

10. Les myopes ont un grand avantage sur les presbytes pour voir nettement les objets déliés. Cet avantage résulte de ce que, plus les objets sont près de l'œil pendant l'acte de la vision distincte, plus leurs images sont grandes sur la rétine ; ce qui permet à cette mem-

brane de mieux percevoir leurs détails. Pour profiter de cet avantage, les personnes qui ont la faculté d'accommodation très-développée, approchent ordinairement les objets déliés en deçà de la vue distincte, telle que je l'ai définie précédemment, jusque vers la limite inférieure de la *vision tendue* *. Mais ce n'est pas sans danger que l'on soutient ainsi pendant longtemps l'action de la force musculaire d'accommodation ; car la conséquence est généralement la myopie, souvent accompagnée de la diminution de la faculté d'accommodation. C'est ce que l'on observe chez les astronomes, les horlogers, les brodeuses, etc., enfin chez la plupart des personnes qui ont à voir nettement des objets très-déliés. Et, ce qui est plus grave, lorsque la modification que ces exercices fréquents font éprouver à l'œil est très-grande, elle est presque toujours plus ou moins accompagnée de confusion de la vue, c'est-à-dire d'amblyopie. C'est là une infirmité à laquelle les presbytes sont assez sujets.

11. Les myopes sont par contre exposés, plus que les presbytes, à une autre infirmité : la différence de force des deux yeux. Elle provient de ce que, la nécessité d'approcher beaucoup les objets des yeux met en jeu l'action musculaire qui doit donner aux axes optiques de ceux-ci une convergence convenable. De cette action résulte une fatigue qu'ils cherchent à éviter instinctivement en regardant avec un seul œil ; et, soit pour cela, soit pour obtenir un éclairage convenable, ils inclinent de côté les objets qu'ils regardent. Bientôt l'œil habituellement inactif perd de sa force, et cesse même de fonctionner dans l'acte habituel de la vision qui, par ce fait, devient plus pénible et moins nette que dans l'état normal, où la perception est produite par deux images différentes dont les impressions s'ajoutent dans l'acte de la sensation.

Du reste cette infirmité peut aussi dépendre, pour le myope ou le presbyte, d'une différence originelle dans la force des deux yeux ou d'habitudes acquises, soit en lisant fréquemment au lit, couché sur le côté, soit en travaillant avec un éclairage oblique et trop vif, qui fatigue un des yeux par son action directe tandis que l'autre n'y est pas exposé. Cette infirmité est aussi une conséquence presque inévitable de l'emploi des lorgnons monocles. Cette différence dans la force ou dans l'action des deux yeux est extrêmement fréquente et elle est une cause puissante du strabisme.

* Plusieurs auteurs paraissent confondre cette distance du *maximum de distinction* pour les petits objets avec la distance de la vision distincte naturelle. Cela explique pourquoi ils attribuent à cette dernière les valeurs 16, 20 ou 25 centimètres pour les yeux qui ne sont ni myopes ni presbytes.

12. D'après ce que je viens de dire, on comprendra comment des exercices modérés et convenablement réglés peuvent modifier et améliorer la vue; on concevra pourquoi les sauvages, les marins, les chasseurs de profession qui exercent leurs yeux à voir à de grandes distances, sont généralement presbytes; pourquoi la myopie est une infirmité si commune dans les villes, et surtout chez les gens d'étude, tandis qu'elle est presque inconnue dans les campagnes. Du reste, la lumière éclatante des feux de forges, des déserts de l'Afrique, des glaces du nord, semblent développer la presbytie en forçant l'œil à contracter la pupille. Le travail dans un lieu obscur ou le travail du soir avec une lumière insuffisante semblent développer la myopie par un effet contraire.

13. La force de ces deux infirmités est indépendante de l'âge, mais la presbytie, ainsi que l'indique son nom, affecte plutôt les vieillards que les jeunes gens. La tendance à la presbytie chez les premiers peut même amoindrir quelquefois l'état de myopie de leurs yeux à mesure qu'ils avancent en âge. Toutefois, cette induction théorique est très-souvent contredite par les faits, et l'on voit fréquemment la myopie augmenter et quelquefois la presbytie diminuer pendant la vieillesse.

### § III. Emploi des Lunettes.

Je vais étudier maintenant les moyens de corriger la myopie et la presbytie avec les lunettes.

14. Un objet étant placé à la distance de 30 ou 40 centimètres, n'est pas vu nettement par un œil myope, parce que les pinceaux de rayons lumineux, émanés des points de cet objet, convergent dans l'œil en avant de la rétine. On peut les faire converger sur cette membrane, et par conséquent corriger la myopie, en plaçant, en avant et près de l'œil, un verre divergent de force convenable : il donnera au pinceau lumineux, à son entrée dans l'œil, une divergence égale à celle des pinceaux qui partiraient d'un objet placé à la distance de la vue distincte.

Si l'œil myope est doué de la faculté d'accommodation, le verre qui servira à ramener la distance de la vue distincte à 30 ou 40 centimètres pourra servir pour les distances plus grandes, dans toute limite. Mais si cette faculté est chez lui très bornée, ce verre ne pourra servir que pour cette distance ou ses voisines ; et, pour voir des objets éloignés dont les pinceaux sont moins divergents, il faudra employer un verre divergent plus fort, ou d'un numéro plus faible.

15. Pour un œil presbyte, les pinceaux ne peuvent converger sur la rétine qu'à la condition de partir d'un point plus distant que de 30 à 40 centimètres. Pour ramener la distance de la vue distincte à cette valeur, on interpose, entre l'œil et l'objet placé à cette distance, un verre convergent qui, en diminuant la divergence des pinceaux lumineux émanant de ces points, peut leur donner la divergence qui correspond à la distance de la vue distincte.

Si l'œil n'est pas doué de la faculté d'accommodation, ce qui est plus rare chez les presbytes que chez les myopes, parce que, avant de porter des lunettes, ceux-là ont plus d'occasions d'exercer cette faculté, l'œil devra, pour voir nettement les objets éloignés, se servir de verres moins convergents, peut-être même de verres divergents. Ainsi, dans le cas d'une presbytie forte qui exige pour la lecture des nᵒˢ 6 à 9 [*], il faudra, pour les objets éloignés, des nᵒˢ 11 à 30 convexes. Dans le cas d'une presbytie faible qui réclame pour la lecture les nᵒˢ 20 à 36, il faudra, pour les objets très-éloignés, les nᵒˢ 36 à 20 concaves ; enfin pour la presbytie moyenne qui est corrigée par les nᵒˢ 11 à 15, on devra généralement quitter les lunettes pour voir les objets éloignés.

16. Dans les yeux opérés de la cataracte, la convergence des pinceaux lumineux n'est plus produite que par la surface antérieure de la cornée ; et il en résulte généralement une presbytie extrême, à moins que l'œil opéré n'ait été primitivement myope : cette presbytie se corrige par des verres convergents à très-court foyer (de 1 à 5 pouces). En même temps, la faculté d'accommodation est ordinairement très-diminuée, ce qui exige l'emploi de verres de foyers différents, suivant la distance à laquelle on veut voir.

17. Franklin a évité l'inconvénient d'une double paire de lunettes, pour voir de près et de loin, en composant chaque verre des lunettes qui portent son nom, de deux demi-verres superposés, de foyers différents. Depuis, on a taillé des verres ménisques à deux foyers qui procurent le même effet. Mais le champ de chacun de ces demi-verres est très-restreint dans le sens vertical, ce qui cause une gêne assez grande et fatigue la vue des personnes qui ne peuvent pas approcher beaucoup les verres des yeux, à cause de la conformation de ceux-ci.

18. J'ajouterai encore que, souvent, des lunettes de forces différentes sont nécessaires pour le travail de jour et pour le travail à la

[*] Pour ces cas, à moins que l'œil ne mette en jeu une grande faculté d'accommodation, les pinceaux lumineux émanés de points situés à l'infini convergent toujours en arrière de la rétine. La distance de la vue distincte naturelle est donc supérieure à l'infini : elle n'existe pas.

lumière artificielle : la différence de force des yeux, dans ces deux cas, semble dépendre, en partie de l'action de l'iris, dont le degré de contraction diffère suivant l'intensité de la lumière qui frappe l'œil, en partie de la différence de couleur des deux espèces de lumière.

**MONTURES DES VERRES.** — Je vais examiner maintenant la manière dont les lunettes doivent être montées.

19. Lors même que le bon goût et les convenances ne condamneraient pas le *lorgnon monocle*, invention d'origine anglaise, les raisons hygièniques que j'ai développées plus haut (n° 11) devraient en proscrire l'usage.

20. Les *binocles* n'ont pas le même inconvénient ; mais aussitôt que la myopie ou la presbytie sont un peu prononcées, la mobilité de l'instrument cause, dans les objets que l'on vise, un déplacement apparent qui fatigue l'œil et peut conduire à l'amblyopie. Les *binocles pince-nez* sont bien préférables ; mais leur défaut de stabilité, la difficulté de les placer toujours de la même manière devant les yeux, rend les lunettes fixes préférables, surtout lorsque l'infirmité est très-prononcée.

21. Les montures de ces dernières doivent être légères ; leurs branches doivent être doubles et très-élastiques (sans être trop minces) pour qu'elles puissent se maintenir fixes, sans pression sur les tempes, pression qui peut, dans certains cas, avoir des conséquences fâcheuses.

22. Autrefois on faisait les verres de lunettes circulaires ; maintenant on les fait ovales et l'on tend à diminuer de plus en plus leurs dimensions : l'élégance est le seul motif que l'on puisse faire valoir en faveur des nouvelles formes. Celles-ci, surtout pour les personnes qui ont les yeux caves ou les cils longs, ont l'inconvénient de permettre, pendant les mouvements de l'œil dans son orbite, une sensation confuse des contours des verres, sensation qui gêne et fatigue la vue.

**CHOIX DES LUNETTES.** — 23. Aussitôt qu'une personne s'aperçoit qu'elle ne peut plus lire, écrire ou travailler à ses ouvrages habituels, à la distance ordinaire, sans fatigue de la vue, elle doit immédiatement prendre des lunettes. La temporisation pourrait avoir des conséquences graves : soit, pour le myope, à cause de la fatigue qu'il éprouve par suite d'actions musculaires presque continues, et parce qu'il s'expose presque inévitablement à la différence de force des deux yeux (n° 11) ; soit, pour le presbyte, en l'obligeant à exercer les actions musculaires pour l'accommodation de la vue, ce qui peut le conduire à l'amblyopie (n° 43).

24. On n'emploie guère, comme verres de lunettes, que les verres biconcaves ou biconvexes, ou les verres ménisques. Les premiers ont cet inconvénient que, dans la vision de côté, les pinceaux lumineux les traversent obliquement, ce qui nuit à la netteté et à la clarté des images. Aussi, dans les numéros un peu forts, leur champ est peu étendu, ce qui force la tête à suivre le mouvement des yeux pendant l'écriture ou la lecture. Les verres ménisques ont cet inconvénient bien moins prononcé ; aussi ont-ils été recommandés par Wollaston comme *verres périscopiques*. Leur emploi paraît surtout très-avantageux pour les presbytes.

25. On emploie encore des verres biconcaves et biconvexes terminés par deux surfaces cylindriques perpendiculaires l'une à l'autre. Ces verres, dits de *Chamblant*, ne fonctionnent pas exactement comme des verres sphériques, ce qui leur a valu la réprobation de certains opticiens et physiciens qui considéraient l'œil comme un appareil optique parfait. Cependant, c'est un fait indubitable, pour certains yeux, sans doute par suite d'une déformation particulière explicable par l'action des muscles droits, ils sont préférables aux verres sphériques.

26. Quant à la matière qui compose les lentilles, le cristal de roche est préférable au verre, *mais seulement parce qu'il est plus dur et plus difficile à rayer*. Le prix des lentilles en cristal de roche en rend l'usage très-restreint *. Les lentilles de verre sont d'autant meilleures qu'elles sont *plus diaphanes et mieux polies*.

Il est inutile, je crois, de prémunir le lecteur contre le charlatanisme de certains opticiens, qui prétendent avoir le secret de composition de verres ou de courbures plus favorables à la vue que celles de leurs confrères. Ce secret, s'il était réel, ne résisterait pas longtemps aux analyses des chimistes et des physiciens. Les verres auxquels ils attribuent ces propriétés sont ordinairement légèrement colorés : ce sont des lentilles faites avec du verre commun, souvent même des verres de lunettes très-communs, dits de *Picardie*, que l'on a un peu repolis. Le seul mérite de ces verres, quel que soit le nom bizarre dont on les décore, est leur prix très-élevé. Dans ce cas, comme dans beaucoup d'autres, ce mérite est, dit-on, grandement apprécié par certaines personnes !

27. Le choix d'une paire de lunettes exige des précautions dont quelques-unes sont souvent trop négligées. En général, pour les

---

* Le cristal de roche résiste à l'action de la lime. Cette épreuve pourra être utilisée contre les charlatans qui, très-souvent, promettent cette substance et ne donnent que du verre.

faibles numéros, il suffit d'essayer successivement plusieurs paires de lunettes de forces différentes, et d'examiner celle qui permet de voir, avec le plus de netteté, des caractères assez fins placés, pour les presbytes à 45 ou 50 centimètres des yeux, et pour les myopes à 30 centimètres *. Lorsqu'on croira avoir trouvé le numéro convenable, on devra lire pendant quelque temps en maintenant le livre à la distance prescrite; et les lunettes seront bonnes si on n'éprouve aucune fatigue, aucun tiraillement dans les yeux, aucun éblouissement, si en un mot les verres procurent à l'œil une sensation de bien-être et de repos. Si cette épreuve n'est pas satisfaisante, on devra, après quelques minutes de repos, essayer de même les numéros immédiatement plus forts ou plus faibles.

28. Après ces essais, on examinera, en fermant successivement les deux yeux, la distance à laquelle le livre doit être placé de chacun d'eux pour que la vision se fasse et se soutienne pendant quelque temps avec la plus grande netteté possible. Si ces distances présentent une différence notable, les deux yeux ont des forces inégales, et il est indispensable de rechercher, pour chacun d'eux, le numéro du verre qui peut rendre la vision la plus facile aux distances prescrites; ces deux verres doivent être adaptés aux lunettes. En négligeant cette précaution, on s'expose aux accidents dont j'ai parlé ci-dessus (n° 11).

29. Enfin il est très-important, pour les lunettes un peu fortes, que, dans la vision ordinaire et directe, les axes des lentilles correspondent aux axes des yeux. Autrement, les pinceaux lumineux qui arrivent à la pupille après avoir traversé les verres, sont déviés de leur direction, et les yeux sont obligés de prendre, dans l'acte de la vision, une convergence ou une divergence différente de celle qui convient à la distance de la vue distincte. Or, lorsque les axes des yeux ont une convergence assez forte, ils prennent instinctivement un état de myopie relative; lors de la divergence, ils s'accommodent à la vision d'objets éloignés. On conçoit donc que l'emploi de lunettes à verres *excentrés* peut produire une tension constante, et par suite la fatigue et le trouble de la vision, et donner lieu à l'amblyopie. Il est donc très-important que l'opticien détermine *par expérience*, dans le cas des numéros forts au moins, la position qu'il convient de donner aux verres dans la monture pour éviter ces effets. C'est ce qu'il fait bien rarement, et ce qui serait pourtant facile à l'aide d'une monture

* Il est inutile d'insister sur la nécessité de ne faire usage que de *verres fins*. Les verres communs ne sont pas travaillés; ils ont des courbures irrégulières; ils ne rassemblent pas les rayons en un même point; et, par suite, leur emploi peut gâter la vue la meilleure.

d'essai qui permettrait d'éloigner ou de rapprocher l'un de l'autre les centres des verres.

Le défaut que je viens de signaler explique facilement ce fait d'observation, que certaines personnes voient parfaitement avec une paire de lunettes qui satisfait accidentellement à ces conditions, mais que leur vue est fatiguée par les mêmes verres placés dans une autre monture. Du reste, ces effets ne paraissent bien sensibles que sur certains yeux, principalement sur ceux chez lesquels la faculté d'accommodation est très-restreinte.

30. Les mêmes précautions devront être prises pour la recherche des verres qui peuvent convenir à la vision des objets éloignés (nᵒˢ 14, 15 et 16), ou même quelquefois pour le choix de lunettes qui peuvent convenir au travail de nuit (nᵒ 18).

### § IV. Précautions hygiéniques.

31. Il y a deux manières de regarder : dans l'une on se rend compte vaguement de la forme des objets, mais on n'y fixe pas son attention, on ne cherche pas à en apprécier les détails ; c'est là l'acte de *la vision indolente ;* dans l'autre, au contraire, l'attention est toujours soutenue, les objets placés à une distance à peu près constante, doivent être vus avec netteté dans tous leurs détails ; c'est là *la vision tendue.* A la promenade, on fait usage de la vue de la première espèce ; dans le travail assidu de cabinet ou dans le travail professionnel, on fait usage de la seconde. Cette vision tendue exige que les fonctions de l'œil se fassent avec régularité : c'est celle que j'aurai principalement à examiner.

32. J'ai déjà eu l'occasion de signaler (nᵒ 8) l'action musculaire comme la cause de l'ajustement de l'œil aux diverses distances. De cette action résultent deux modifications de la distance de la *vue distincte naturelle.* Dans la première, l'œil s'accommode à la vision d'objets plus rapprochés ; je désignerai cet état par *vue tendue myopique ;* dans la seconde, l'œil s'accommode à la vision d'objets plus éloignés ; il opère avec la *vue tendue presbytique.* L'exercice fréquent, mais modéré, de ces deux actions contraires entretient et peut même développer la faculté d'accommodation. Mais quand ces états sont soutenus pendant longtemps, même avec une tension médiocre, il en résulte une adynamie du système musculaire et, par suite, un raccourcissement ou un allongement de la distance de la vue distincte naturelle, accompagné de la diminution de la faculté d'accommodation.

Lorsque cette tension est soutenue d'une manière trop constante, ou lorsqu'elle est trop forte, il en résulte souvent, surtout dans le cas de la vue tendue myopique, et sans doute par suite d'actions musculaires inégales, une déformation du globe de l'œil et par conséquent de la cornée transparente, accident qui cause toujours le trouble de la vision. Telle paraît être réellement la cause la plus fréquente de l'amblyopie, cette affection que les auteurs ont nommée sans chercher les causes diverses qui la font naître.

33. L'hygiène oculaire, en tant que l'on ne considère que les fonctions optiques de l'œil, doit donc s'attacher à développer la faculté d'accommodation, et à combattre la tendance des malades à se servir outre mesure de la vue tendue *extra-naturelle*, surtout de la vue tendue myopique.

34. Je vais faire l'application de ces principes à la myopie et à la presbytie ; et je considérerai d'abord le travail de cabinet qui exige une tension longtemps soutenue de la vision.

Une personne est myope : quelles que soient les causes du développement de cette infirmité, elle lui a fait contracter l'habitude de voir de près ; mais pour éviter la fatigue de la poitrine pendant le travail, cette personne place instinctivement les objets, non pas à la distance de la vue distincte naturelle, mais à la distance la plus grande à laquelle la vue peut encore s'exercer distinctement sans trop de fatigue. Elle fait donc usage de la vision tendue presbytique. Si cette personne ne *néglige pas les précautions hygiéniques que j'indiquerai bientôt, pour entretenir ou développer la faculté d'accommodation,* elle pourra souvent améliorer sa vue, ou au moins arrêter les progrès de la myopie, en s'assujettissant aux précautions suivantes : tous les quarts d'heure, elle s'exercera, sur son travail habituel, à voir les objets en augmentant, de 2 centimètres environ, la distance à laquelle ils sont habituellement placés ; pendant les premiers jours, cet exercice durera quelques instants seulement, puis il sera fait pendant un temps un peu plus long, et ainsi de suite. Ou bien, si ces manœuvres paraissent trop assujettissantes, elle s'exercera à éloigner graduellement les objets : pendant les premiers jours de quelques millimètres ; et pendant les jours suivants elle augmentera successivement et graduellement la distance. Elle arrêtera, pendant un temps plus ou moins long, ces exercices progressifs, si elle s'aperçoit qu'ils causent quelque fatigue, quelque tiraillement ou quelque trouble des yeux ; et elle attendra, pour les reprendre, que ces accidents soient calmés. Après un temps plus ou moins long, suivant son âge et sa constitution, le myope aura augmenté la distance de sa vue distincte, et par conséquent diminué sa myopie. Mais il ne faut pas oublier, pour la réussite, que ces exercices doivent être *très-modérés* et *convenablement gradués,* qu'il faut les *ralentir* ou les *discontinuer aussitôt qu'ils produisent de la fatigue.*

35. Dans la myopie commençante, cette gymnastique des yeux pourra souvent être facilitée par *l'emploi temporaire, pendant des durées graduellement croissantes,* de verres convergents (verres de presbytes) très-faibles, des numéros 120 à 72, *à la condition que ces verres ne produisent pas trop de fatigue, que leur emploi ne cause pas d'éblouissement.*

36. Une presbytie commençante, sur un sujet jeune, pourrait être parfois combattue par les moyens inverses. Mais, ainsi qu'on le verra tout à l'heure (n° 43), l'emploi de ces moyens exige, dans ce cas, une plus grande circonspection, et *une personne âgée ne pourrait pas les employer sans danger.*

37. La myopie est-elle plus prononcée que je ne l'ai supposé précédemment, l'exercice à la vue simple serait généralement insuffisant, parce que les effets à produire sont trop considérables, et parce que pendant longtemps le malade devrait conserver, pour ses travaux, une position fatigante pour la poitrine. Alors, il doit prendre des lunettes de myope et s'exercer avec elles. Or, en les essayant chez l'opticien, il sera disposé à prendre celles qui lui permettent de voir nettement à 40 centimètres de distance, en faisant usage de la vision naturelle : ce seront celles qui *reposeront le plus sa vue.* Mais, en travaillant avec elles, par suite d'une habitude acquise depuis longtemps déjà, il rapprochera les objets plus qu'il ne serait nécessaire pour ses yeux armés; ceux-ci verront bien, mais en s'accommodant à la vision tendue myopique. La vue s'habituera à ce nouvel état qui deviendra bientôt la vision naturelle. Puis, peu à peu, pour profiter des avantages de la vision tendue myopique qui, ainsi que je l'ai dit au n° 10, facilite la perception des détails des objets en augmentant la grandeur des images qu'ils produisent sur la rétine, le myope rapprochera ceux-ci de l'œil. La myopie augmentera donc progressivement et le malade sera obligé de prendre des lunettes de plus en plus fortes. Heureux encore si la vision tendue myopique dont il a contracté l'habitude, ne produit pas l'amblyopie ou la myodopsie.

38. Pour la presbytie non compliquée d'amblyopie (n° 43), les effets sont inverses, le presbyte tend à prendre des verres d'un numéro trop fort, parce qu'ils rendent la vue plus distincte pour les objets rapprochés, ceux qu'il a d'autant plus le désir de bien voir qu'il ne les distinguait pas auparavant. Mais, pendant le travail, il conserve

*l'habitude acquise* de tenir les objets plus éloignés qu'il ne serait convenable, et il les regarde avec la vision tendue presbytique. Celle-ci devient bientôt vision normale, avec augmentation de la presbytie, mais toutefois avec moins d'inconvénients que dans le cas de la myopie.

39. Dans les deux cas, ces accidents, malheureusement trop fréquents, et qu'on ne peut éviter qu'en s'adressant à un opticien instruit et jaloux de sa réputation, proviennent de ce que le malade a commencé l'usage des lunettes par des verres trop puissants (des numéros trop faibles). C'est donc un point très-important de l'hygiène oculaire que de s'astreindre à *prendre d'abord des lunettes très-faibles, qui modifient peu la distance de la vue distincte dont on a contracté l'habitude* *, et de s'observer constamment, pendant les premiers temps de leur adoption, pour conserver la distance qui convient à l'œil armé.

Tels sont les motifs qui m'ont fait prescrire, pour l'essai des lunettes des presbytes, la distance de 45 à 50 centimètres, et pour celles des myopes, 30 centimètres seulement. Ces distances devraient même être respectivement augmentées ou diminuées, si la presbytie et la myopie étaient très-prononcées; elles devraient être aussi changées en ayant égard à la nature du travail auquel le malade se livre.

40. Les accidents dont je viens de parler sont-ils produits, on comprend facilement comment, par des exercices analogues à ceux que j'ai indiqués pour la myopie et la presbytie commençante, mais faits avec des yeux armés, et en même temps par l'exercice de la faculté d'accommodation dont je vais parler, le myope et le presbyte parviendront souvent à allonger et à raccourcir respectivement leur distance de vue distincte, et à remplacer leurs lunettes par d'autres de plus en plus faibles; mais à la condition toutefois *d'exercer les yeux sans les fatiguer et de s'arrêter aussitôt que le trouble commence.* Je ferai voir en effet que cette manœuvre pourrait être souvent dangereuse surtout pour le presbyte.

41. Je n'ai considéré, dans tout ce qui précède, l'amélioration de la vue que relativement au travail appliquant. Si ce travail est trop continu, si la faculté d'accommodation ne trouve pas des occasions de s'exercer, elle finit par s'anéantir presque complétement; la vision se trouve liée à une distance de vue distincte constante.

Le myope évitera cette nouvelle infirmité en exerçant de temps en

---

* Cette prescription est généralement donnée par les oculistes, mais comme un simple fait empirique dont les causes leur paraissent inconnues.

temps ses yeux, pendant son travail habituel, à *distinguer* des objets assez gros placés à des distances un peu supérieures à celles des objets auxquels il s'applique, distances qu'il devra augmenter graduellement, mais en évitant une trop grande tension. Pendant la promenade, si sa faculté d'accommodation est trop restreinte pour qu'il puisse voir nettement, avec ses lunettes de travail, des objets situés à 2 ou 3 mètres, il devra les quitter et les remplacer par d'autres qui lui donnent sans fatigue la perception nette d'objets situés à 2 mètres de distance, et il s'exercera alors à *distinguer* des objets de plus en plus éloignés, avec les précautions indiquées ci-dessus. Toutefois, dans certains cas, ces lunettes d'exercice pourraient être insuffisantes aux myopes qui ont besoin de voir nettement des objets éloignés, aux chasseurs par exemple. Ils devraient alors avoir une paire de lunettes spéciale, plutôt trop faible que trop forte, qu'ils quitteraient toutes les fois que leur usage ne serait plus indispensable, pour reprendre les précédentes.

42. Les myopes cherchent quelquefois à éviter l'embarras causé par des lunettes multiples au moyen d'un lorgnon qu'ils superposent à leurs lunettes ordinaires. Mais cette pratique est dangereuse, même avec un binocle, parce que le myope est disposé à en faire un trop fréquent usage ; il tombe alors dans l'inconvénient des lunettes trop fortes, il tend à augmenter son infirmité.

43. Le presbyte agira de la même manière pendant le travail. Pour la promenade, s'il porte des verres plus forts que 10 ou 11, il devra souvent prendre des verres plus faibles qui ramènent la distance de la vue distincte naturelle à 2 mètres environ ; mais lorsque sa faculté d'accommodation est assez développée, ou bien encore s'il porte des verres plus faibles, il devra ôter ses lunettes et exercer sa faculté d'accommodation, comme le myope, en cherchant à distinguer, non-seulement des objets plus éloignés, mais encore des objets plus rapprochés que 2 mètres, avec la précaution de ne pas faire de trop grands efforts, surtout sur les objets rapprochés.

44. Les différents exercices que j'ai indiqués, s'ils sont faits avec intelligence et continués avec constance, seront presque toujours suivis d'une amélioration marquée chez les myopes ; mais la presbytie pourra s'y montrer rebelle : 1° Parce que cette infirmité se montre ordinairement sur les personnes âgées, chez lesquelles les fonctions naturelles offrent moins de ressources que chez les jeunes gens ; 2° Parce que, soit par coquetterie, soit par négligence, soit même par l'effet de conclusions tirées par certains oculistes de théories incomplètes, les presbytes tardent généralement trop à prendre des

lunettes. Ils font alors usage pendant longtemps, pour les travaux appliquants, de la vision tendue myopique, au moment où le desséchement de l'œil (cause ordinaire de la presbytie) rend ses déformations faciles. L'action musculaire produit alors une déformation permanente, et l'œil est atteint d'une amblyopie, que les moyens gymnastiques que j'ai indiqués (avec réserves toutefois) pour combattre la presbytie, tendent plutôt à augmenter qu'à diminuer.

Alors, pour distinguer les détails avec moins de confusion, les presbytes tendent à approcher les objets des yeux afin d'augmenter les dimensions des images sur la rétine, et la presbytie amblyopique simule assez la myopie pour tromper parfois l'opticien et le malade. Celui-ci essaie l'usage de lunettes de myopes, ce qui ne fait qu'augmenter son amblyopie.

45. Ces déformations de l'œil ont été entrevues par Young; mais ses idées théoriques sur les fonctions de cet organe l'ont sans doute empêché de donner à ses aperçus tout le développement dont ils étaient susceptibles. Depuis un demi-siècle, l'indication de ses observations a été insérée, seulement à titre de curiosité, dans les ouvrages d'optique et d'oculistique anglais. Quant aux auteurs français, ils paraissent les ignorer complètement ou au moins n'y attacher aucune importance. Un de mes amis, M. Goulier, professeur de géodésie à l'école d'application de l'artillerie et du génie, qui, de son côté, est arrivé, par une voie différente de celle de Young, à constater souvent ces déformations, s'est livré sur ce sujet à des études nombreuses, desquelles il résulte que cette infirmité est extrêmement commune, surtout chez les presbytes; et plusieurs fois déjà il a pu, par des verres de formes particulières, corriger le défaut de netteté qui en résulte pour la vision. Peut-être pourrai-je bientôt donner quelques détails sur ce sujet intéressant.

46. Cette amblyopie, conséquence d'une action musculaire forcée, peut d'ailleurs, lorsqu'elle n'est pas trop invétérée, être combattue par des moyens inverses de ceux qui l'ont produite. Il suffit que le presbyte prenne des verres plus forts que ceux qui lui paraissent nécessaires, des verres capables de lui donner la vision nette des objets situés à 25 ou 50 centimètres. S'il s'astreint, en travaillant, à tenir les objets à une distance plus grande, la tension de la vue s'exercera dans le sens presbytique; et des exercices convenablement gradués pourront diminuer ou même faire disparaître l'amblyopie. La presbytie sera augmentée, il est vrai; mais la vue deviendra plus nette.

Des moyens analogues, l'emploi de verres trop forts, pourront également corriger parfois l'amblyopie résultant, dans la myopie, d'une tension presbytique trop forte de la vue.

47. Ainsi se trouve justifiée rationnellement, pour certains cas au moins, la pratique ancienne des opticiens qui faisaient généralement commencer l'usage des lunettes par des numéros assez forts, pratique que les inductions d'une théorie insuffisante avaient fait condamner d'une manière absolue par la plupart des oculistes en renom.

48. Toutefois j'ajouterai que ce procédé de correction de l'amblyopie ne doit être employé qu'avec prudence, et dans le cas seulement où il sera bien prouvé, par la comparaison de la distance de la vue distincte naturelle avec la distance que le malade met entre ses yeux et son travail, et par un examen pathologique de l'œil, que l'amblyopie a pour seule cause cette action musculaire exagérée.

49. On voit, par ce qui précède, combien la question se complique quand on va au fond des choses; et comment des moyens inverses peuvent être indiqués par l'état des yeux affectés. On voit aussi combien il est important que le malade étudie lui-même ses sensations pour conduire les exercices avec prudence et ménagement; et l'on comprend quel tact il faut à l'oculiste ou à l'opticien, pour ne pas faire fausse route dans une voie qui paraît ordinairement si droite *.

50. En résumé, les moyens hygiéniques à opposer au développement des infirmités dont je viens de m'occuper, consistent : 1° principalement dans les exercices de la faculté d'accommodation avec les précautions que j'ai indiquées aux n⁰ˢ 40, 41 et 42; 2° dans le choix de lunettes de force convenable déterminée comme je l'ai dit aux numéros 26 à 29, et en ayant égard, s'il y a lieu, à la différence de force des deux yeux; 3° pour le myope, dans les exercices qui

---

* Tous les détails précédents me dispenseront de réfuter certaines pratiques conseillées par des oculistes qui se basent sur le développement exagéré de la faculté d'accommodation. Tels sont les moyens conseillés par M. le docteur Tavignot, dans un mémoire intitulé : *Considérations nouvelles sur la myopie et la presbytie*, et dont je trouve une analyse dans le *Journal de médecine, de chirurgie et de pharmacologie de Bruxelles*. Pour la myopie, il conseille l'emploi successif de lunettes de plus en plus faibles, suivi de l'emploi de verres de presbytes des numéros 80, 70 et 60. Pour combattre la presbytie, il conseille l'usage des verres biconvexes de force graduellement croissante, depuis le numéro 60 jusqu'aux numéros 20 et 18, parfois même jusqu'au numéro 12. Ces procédés, pour la myopie, ne sont qu'une extension, qui me paraît bien exagérée, des exercices conseillés dans plusieurs ouvrages d'oculistique. Mais pour la presbytie, leur emploi me paraît très-dangereux; car on sait que le retard dans l'emploi des lunettes convergentes, par conséquent les exercices de vision tendue myopique *faits à l'œil nu*, exercices bien moins fatiguants que ceux que ce savant médecin impose à l'œil armé de verres biconvexes, sont très-souvent suivis d'amblyopie.

Les procédés de M. Tavignot pourraient bien, je n'en doute pas, diminuer ou même détruire les infirmités dont je viens de m'occuper, mais en y substituant une autre infirmité infiniment plus grave, l'amblyopie.

tendent à allonger sa vue en travaillant avec la vision tendue presbytique (n⁰ˢ 33 à 36); 4° pour le presbyte, dans le soin qu'il doit prendre d'éviter de se servir de la vision tendue myopique.

J'ajouterai encore que ces moyens pourraient être paralysés par un travail trop assidu à la lumière artificielle, à moins que celle-ci ne soit celle d'une bonne lampe munie d'un abat-jour demi-transparent, uni et bleuâtre ou verdâtre, et que les yeux du presbyte ne soient armés de verres plus forts que ceux qu'il emploie pour le travail de jour.

51. L'emploi des lunettes pour les yeux opérés de la cataracte exige des précautions particulières que je ne dois pas passer sous silence. Quelle que soit la méthode opératoire employée, elle cause un trouble dans la vision par suite de la déformation des surfaces réfringentes de l'œil : dans l'extraction, la cicatrice de l'incision faite à la cornée transparente cause une déformation de cette membrane; et dans l'abaissement ou le broiement, il est à peu près impossible que le corps vitré n'éprouve pas quelque atteinte nuisible à son organisation ; et dans l'abaissement, sa surface antérieure est toujours déformée par la position que l'on donne au cristallin. Dans l'un et l'autre cas, les rayons qui composent chaque pinceau lumineux ne peuvent pas converger en un même point; la vue est nécessairement trouble. Si, dans ces conditions, l'œil opéré veut faire usage de la vision tendue, il gênera l'action de la nature qui peut seule rétablir l'harmonie détruite entre les diverses parties de l'œil. Si, pour éviter la tension myopique, on arme l'œil d'un verre, le malade choisira celui qui sera le plus puissant, celui qui agira comme loupe pour grossir les objets. L'œil fonctionnera alors ordinairement avec la tension presbytique, ce qui forcera l'opéré à prendre plus tard des verres encore plus forts ; d'ailleurs, pouvant voir passablement, il n'aura pas la prudence d'éviter l'emploi de la vision tendue. Si, pour éviter ces accidents, on employait un bandeau, on négligerait d'exciter les fonctions de la rétine, qui ont besoin d'être stimulées à cause de l'inaction à laquelle cette membrane était forcée depuis longtemps. D'ailleurs, pense-t-on qu'un opéré qui recouvre la vue permette qu'on l'en prive encore pendant un ou deux mois?

52. Que convient-il donc de faire ? 1° Défendre à l'opéré de prendre des lunettes avant que les accidents qui résultent de l'opération ne soient complètement guéris, c'est-à-dire avant deux ou trois mois et même plus ; 2° lui prescrire de ne faire usage, pendant ce temps, que de la vision indolente, et sur des objets éloignés et bien éclairés, en se contentant de faire servir son œil à le diriger ; 3° aussitôt que

les fonctions de l'organe paraissent rétablies, lui donner des verres trop faibles pour qu'il puisse lire, et l'engager à ne s'en servir d'abord que de temps en temps, pour exercer sa vision tendue sur de gros objets éloignés. Par ces exercices, la vue s'améliorera de plus en plus. Aussitôt que l'amélioration cessera d'être sensible, on pourra lui donner des lunettes d'un numéro convenable pour la lecture ; et, si les prescriptions précédentes ont été bien observées, il pourra conserver ces lunettes pendant toute sa vie, ou au moins n'en changer que dans un âge avancé. L'absence de ces précautions est malheureusement suivie trop souvent d'accidents qui en justifient l'importance.

**VERRES COLORÉS.** — 53. Les personnes qui ont la rétine irritable par une trop vive lumière portent des lunettes à verres colorés, d'une intensité plus ou moins grande suivant la sensibilité de l'œil. Les verres bleus ou verts que l'on employait autrefois, ont le grand inconvénient de dénaturer les couleurs des objets ; ce qui fait éprouver à l'œil un malaise assez grand quand il les quitte. La couleur gris-bleuâtre, adoptée maintenant sous le nom de teinte neutre, n'a pas cet inconvénient ; c'est celle qu'on doit préférer. Plus les verres sont minces, plus ils sont avantageux.

54. On a imaginé depuis quelques années de faire des verres concaves ou convexes de teinte uniforme, au moyen de verres composés de deux couches : l'une teintée que l'on polit plane parallèlement au plan de séparation, l'autre transparente à laquelle on donne une courbure convenable. Ces verres peuvent avoir des avantages dans le cas d'une myopie très-prononcée, mais ils paraissent moins utiles pour les presbytes. En effet, quoique les verres ordinaires soient plus clairs aux bords qu'au centre, ils protégent également l'œil dans toutes les directions, parce que les rayons lumineux qui arrivent à la rétine en passant par les bords traversent le verre obliquement et perdent relativement plus de leur intensité que les rayons centraux. Le même motif, l'obliquité des rayons, jointe à la diminution que la lumière éprouve toujours en traversant les milieux transparents, expliquera pourquoi des verres blancs à surfaces planes peuvent offrir quelquefois du soulagement à la vue, quand la sensibilité de la rétine n'est pas trop exaltée.

55. Les verres colorés étant destinés à amortir l'éclat de la lumière doivent, pour protéger l'œil dans toutes les directions, être aussi grands que possible. Quelquefois même, pour les rendre plus efficaces, on les accompagne des *garde-vues* ou *visières* en taffetas. Mais l'œil, ainsi emmailloté et échauffé d'ailleurs par le verre coloré, est dans un état de transpiration qui le fatigue, et dont la suppression,

au moment où l'on quitte les lunettes, peut devenir dangereuse. Les lunettes à quadruples verres, dites en fer à cheval, protégent suffisamment la vue et n'ont pas cet inconvénient.

56. L'usage continu des lunettes colorées peut avoir les mêmes inconvénients que le travail assidu avec une lumière insuffisante : il peut développer ou augmenter la myopie, ou bien occasionner l'amblyopie chez les presbytes. Il est donc de la plus haute importance de ne se servir de ces lunettes que pour amortir l'action d'une lumière trop vive ; et, si l'état pathologique qui a forcé à y avoir recours n'est qu'accidentel, de les remplacer progressivement par des teintes de plus en plus claires, jusqu'à ce que l'on puisse les abandonner complétement.

---

Je n'ai fait qu'esquisser succinctement les bases principales de l'optique oculaire. Ce sujet, qui n'a été traité jusqu'à présent que d'une manière empirique, ou d'après des théories incomplètes, mériterait plus de développement. Je me réserve, si mes occupations me le permettent, de chercher à combler cette lacune de la science.